¿Qué pasaría si... nunca dejaras el sofá?

por
Thomas Kingsley Troupe

ilustrado por
Anna Mongay

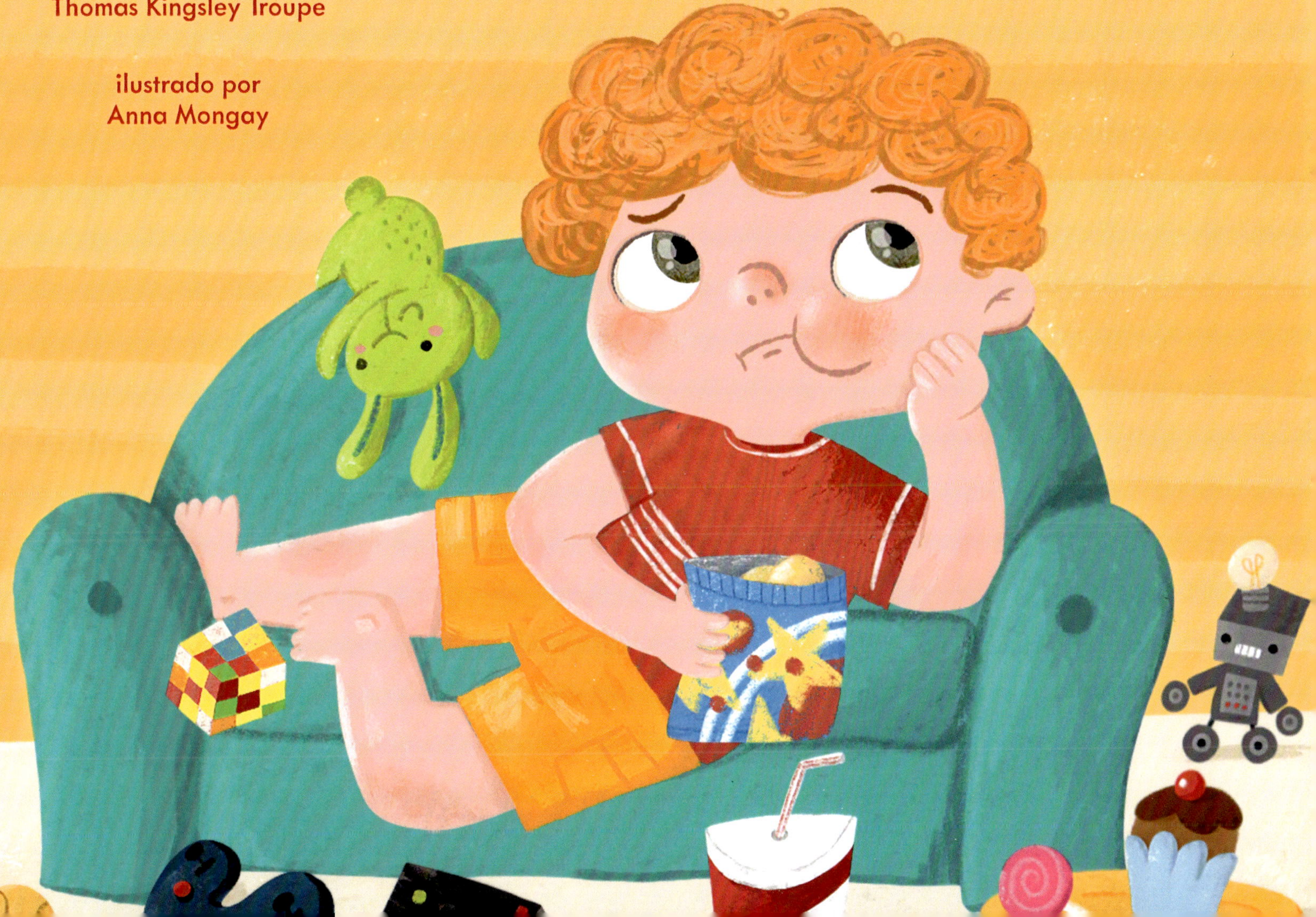

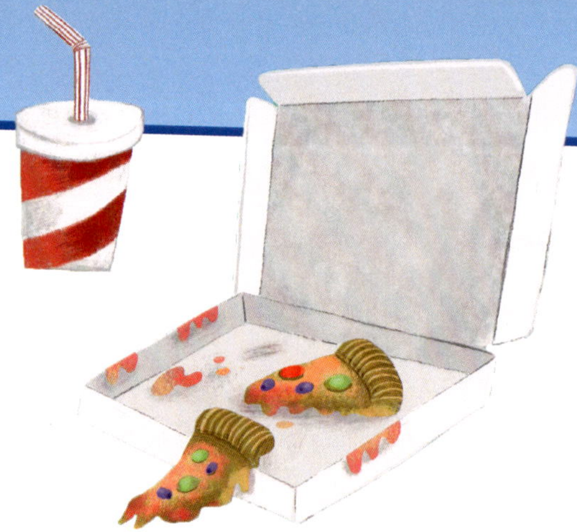

Publicado por Amicus Learning, un sello de Amicus
P.O. Box 227, Mankato, MN 56002
www.amicuspublishing.us

Editora: Rebecca Glaser
Diseñador: Lori Bye

Library of Congress Cataloging-in-Publication Data

Names: Troupe, Thomas Kingsley, author. | Mongay, Anna, illustrator.
Title: ¿Qué pasaría si nunca te levantaras del sofá? / by Thomas Kingsley Troupe ; illustrated by Anna Mongay.
Other titles: What would happen if you never left the couch? Spanish
Description: Mankato, MN : Amicus Learning, an imprint of Amicus, 2024. | Series: ¿Qué pasaría si...? | Audience: Ages 6-9 years | Audience: Grades 2-3 | Summary: "I'M NOT GETTING UP! What would happen if you took it to the extreme and never got off the couch? This Spanish translation is a humorous, fact-based cautionary tale that shows the effects of not exercising on your body-and your social life! Fun facts, tips for being more active, a glossary, and further resources enhance learning in this illustrated narrative nonfiction title"-- Provided by publisher.
Identifiers: LCCN 2023020245 (print) | LCCN 2023020246 (ebook) | ISBN 9781645496113 (library binding) | ISBN 9781645498575 (paperback) | ISBN 9781645496410 (ebook)
Subjects: LCSH: Exercise--Juvenile literature.
Classification: LCC RA781 .T7718 2023 (print) | LCC RA781 (ebook) | DDC 613.7/1--dc23/eng/20230502

ACERCA DEL AUTOR

Thomas Kingsley Troupe es autor de más de 200 libros infantiles. Cuando no está escribiendo, le gusta leer, jugar videojuegos y acordarse de cuándo fue la última vez que se bañó. Thomas es experto en tomar siestas y vive en Woodbury, Minnesota, con sus dos hijos.

ACERCA DE LA ILUSTRADORA

Anna Mongay nació en Barcelona, España. De niña, le gustaba dibujar, andar en bicicleta y correr por las montañas. Después de estudiar bellas artes y escenografía en la Facultad de Bellas Artes de Barcelona, ahora, vive y trabaja como ilustradora y maestra en Pacs del Penedès, España.

Anna extiende su reconocimiento a la fallecida Susana Hoslet, colega ilustradora, por su contribución a las ilustraciones de esta serie.

Acabas de alcanzar un nuevo nivel en tu videojuego favorito. Tus padres te dicen: "¡Sal a jugar!" Pero estás muy cómodo en el sofá. ¡Realmente no tienes ganas de salir!

¿Qué pasaría si NUNCA dejaras el sofá?

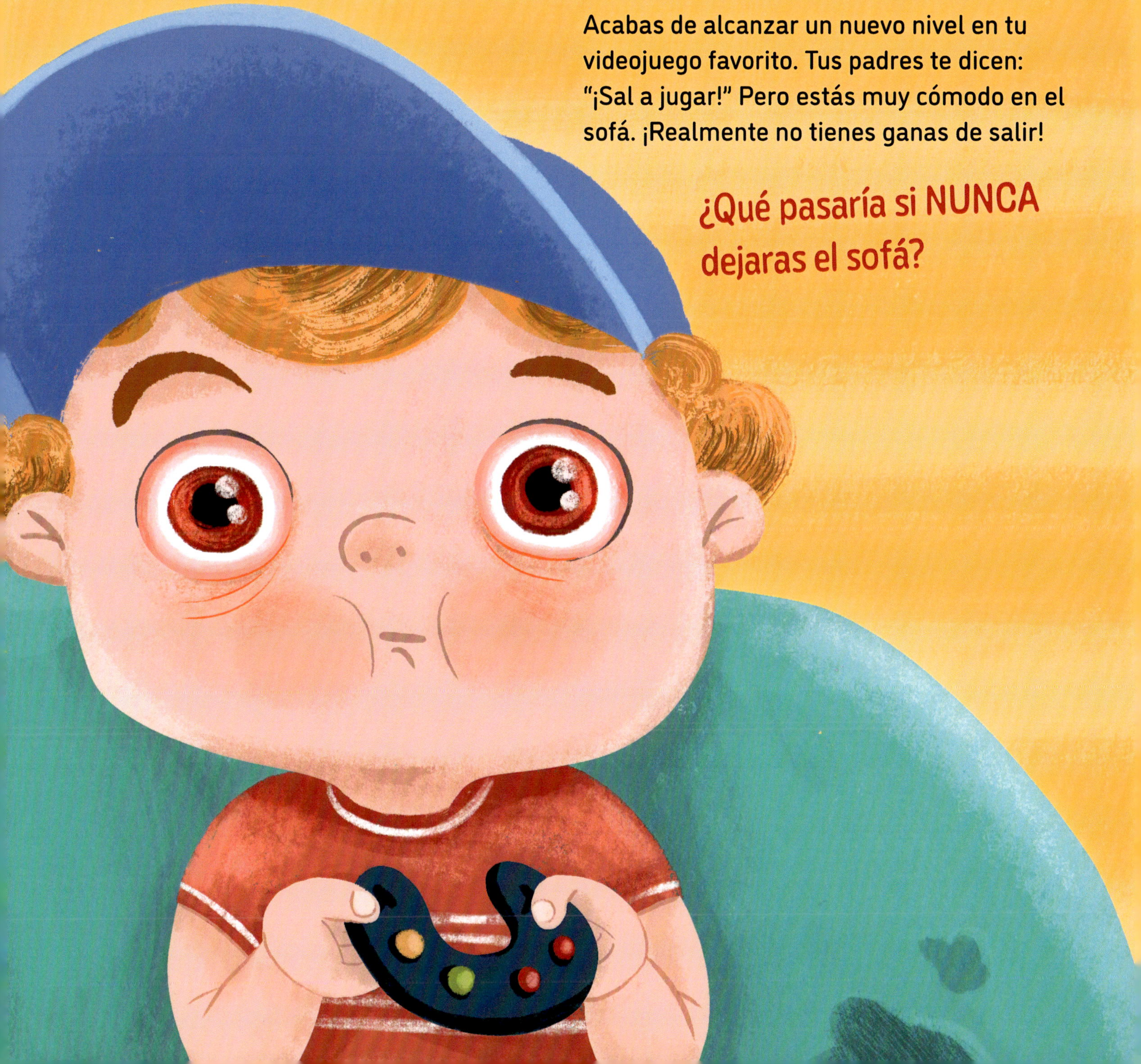

¡Qué placer es vivir en el sofá! Planeas comer, dormir y jugar allí. Ni siquiera te levantas para ir a bañarte. ¿Para qué asearse? Si no vas a salir a ningún lado.

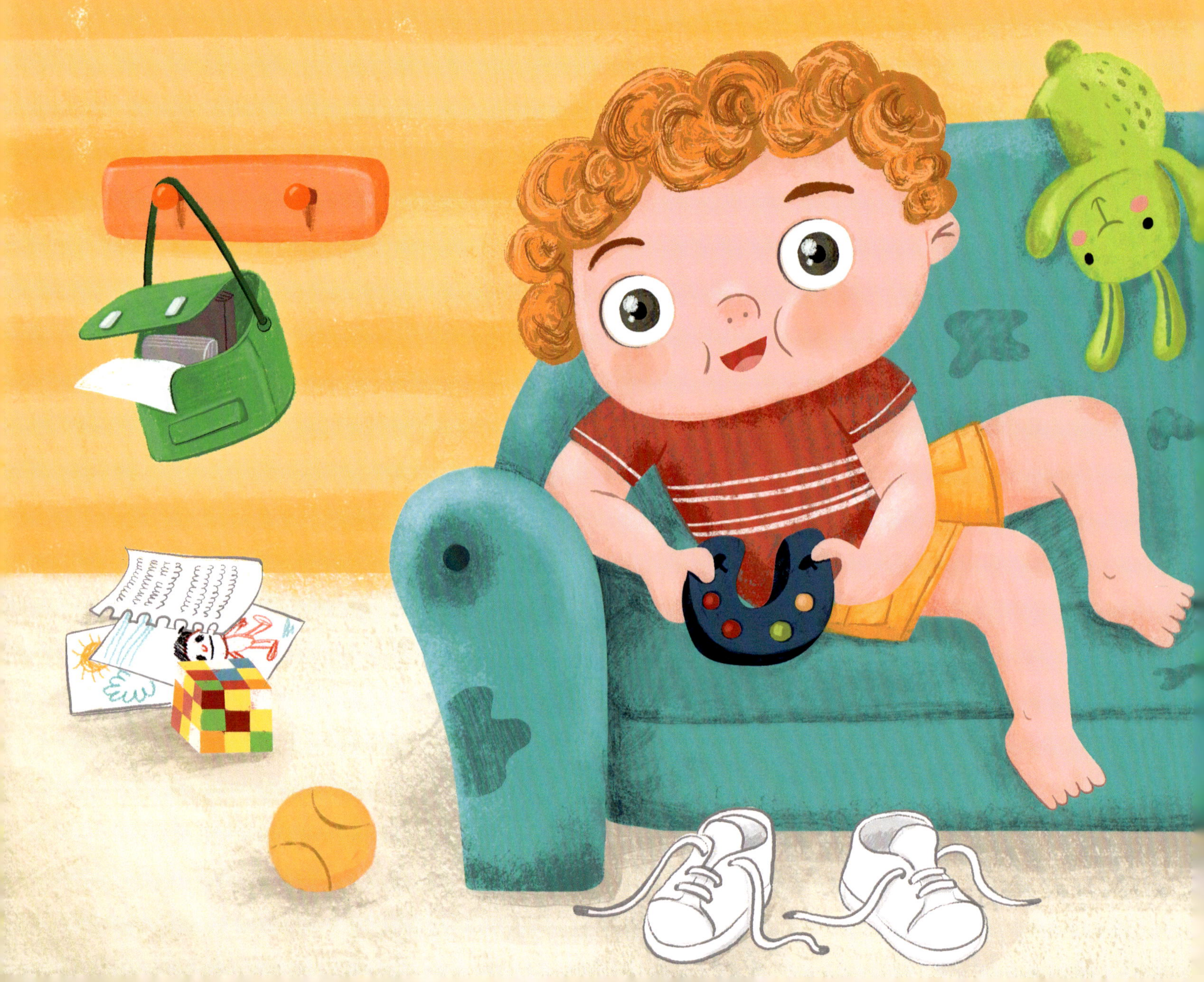

Con el tiempo, aceites, bacterias y gérmenes se acumulan en tu piel. Si no te bañas, ¡empezarás a apestar!

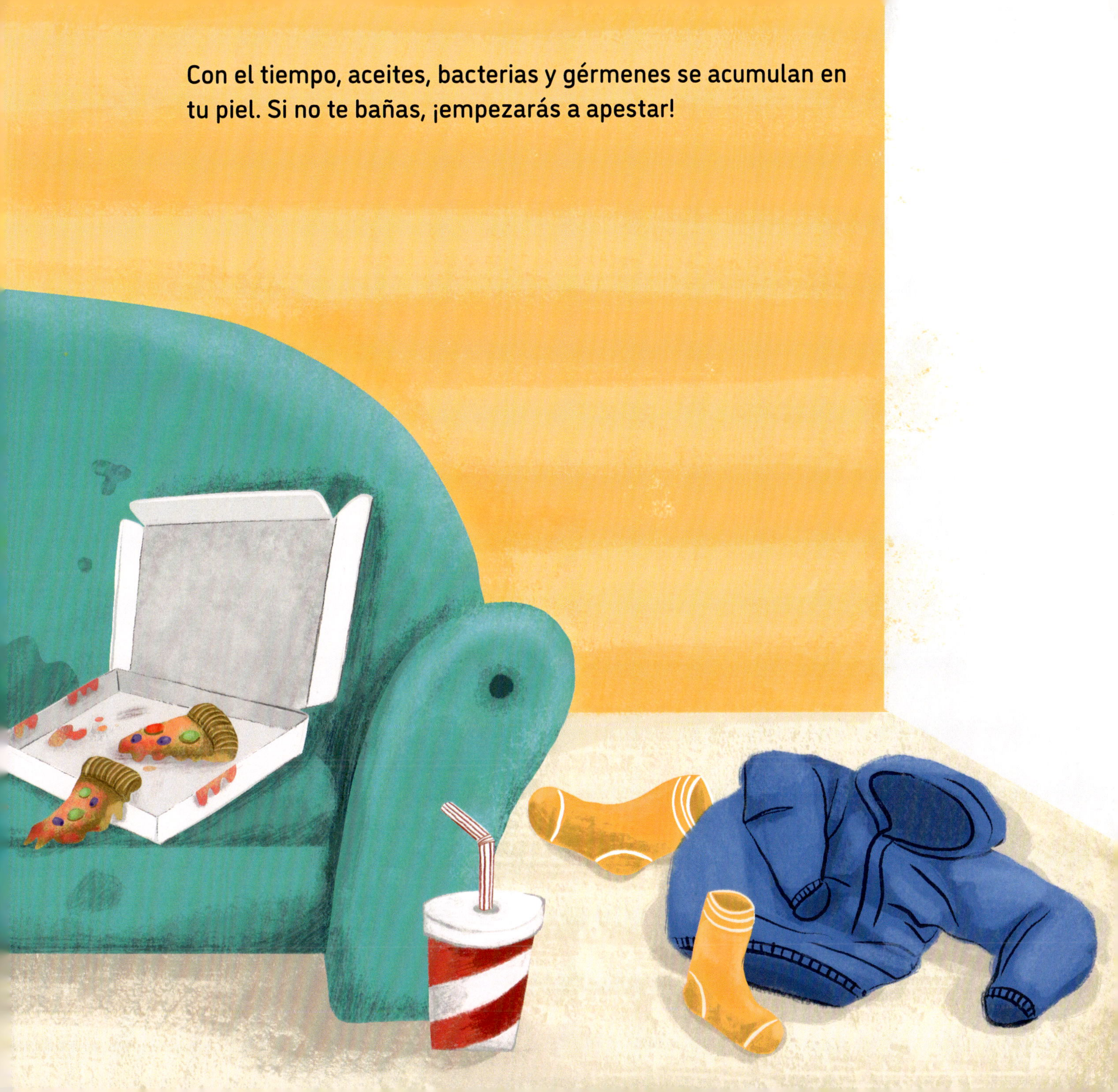

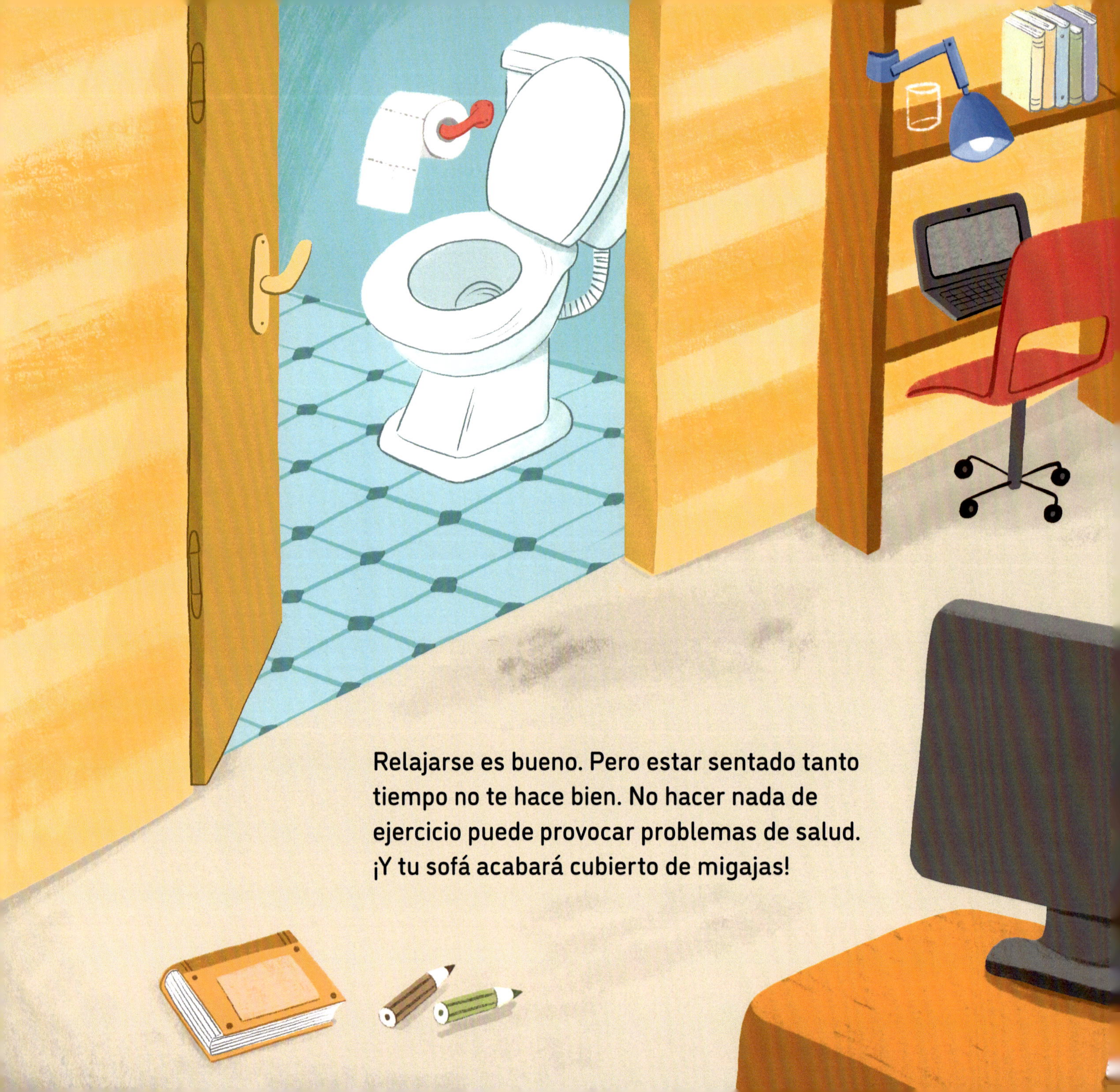

Relajarse es bueno. Pero estar sentado tanto tiempo no te hace bien. No hacer nada de ejercicio puede provocar problemas de salud. ¡Y tu sofá acabará cubierto de migajas!

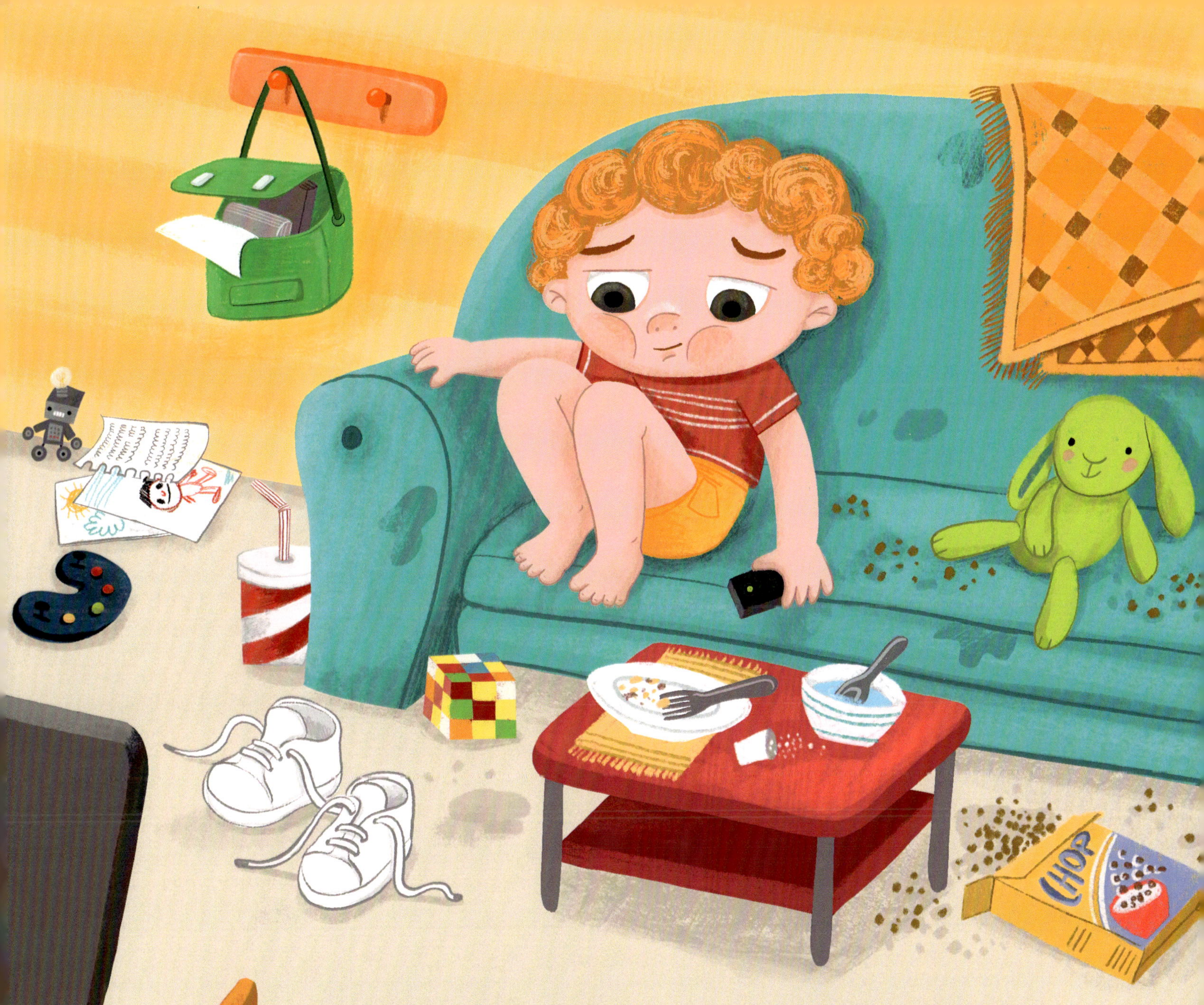

En algún momento, tendrás que levantarte. ¿Te acuerdas del baño? Vas a tener que ir. Pero los 15 pasos hacia el baño y de regreso no serán suficiente ejercicio.

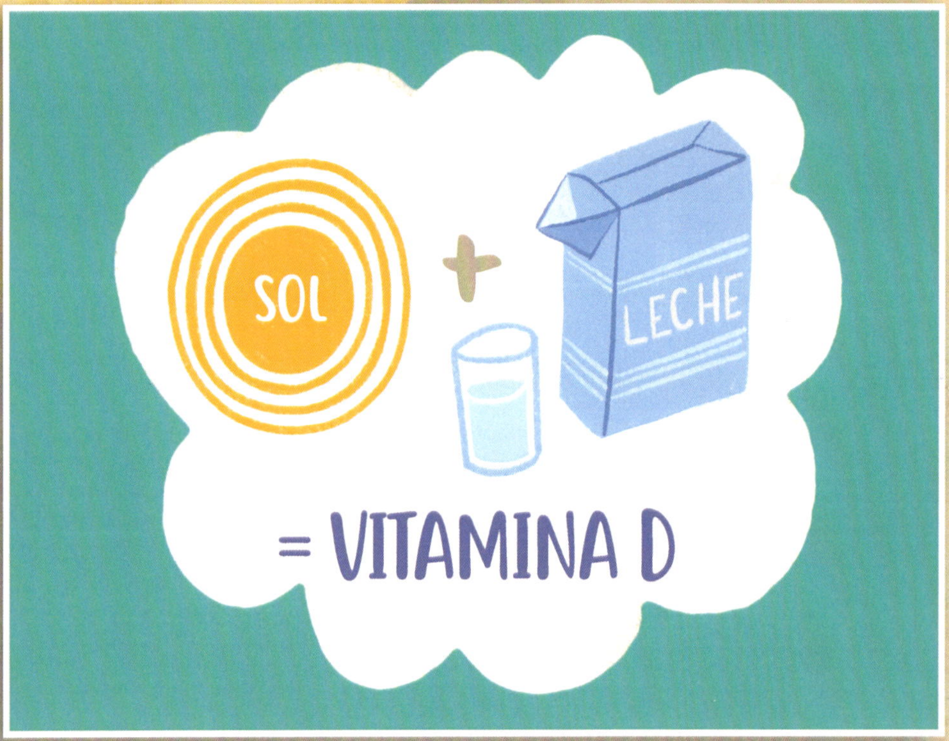

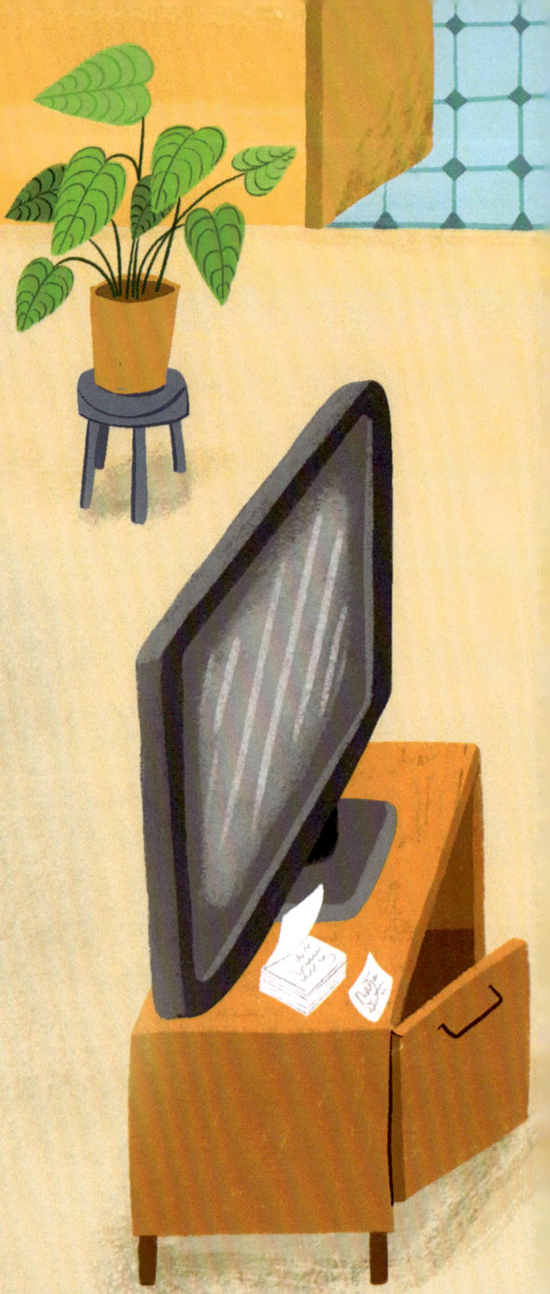

Quedarte en casa todo el día significa no recibir la luz del sol. El sol ayuda a que el cuerpo produzca vitamina D. Tu cuerpo necesita este nutriente para usar el calcio y tener huesos fuertes. La vitamina D también ayuda a los músculos y al sistema inmune a estar fuertes. Sin ella, te cansarás y enfermarás con mayor facilidad.

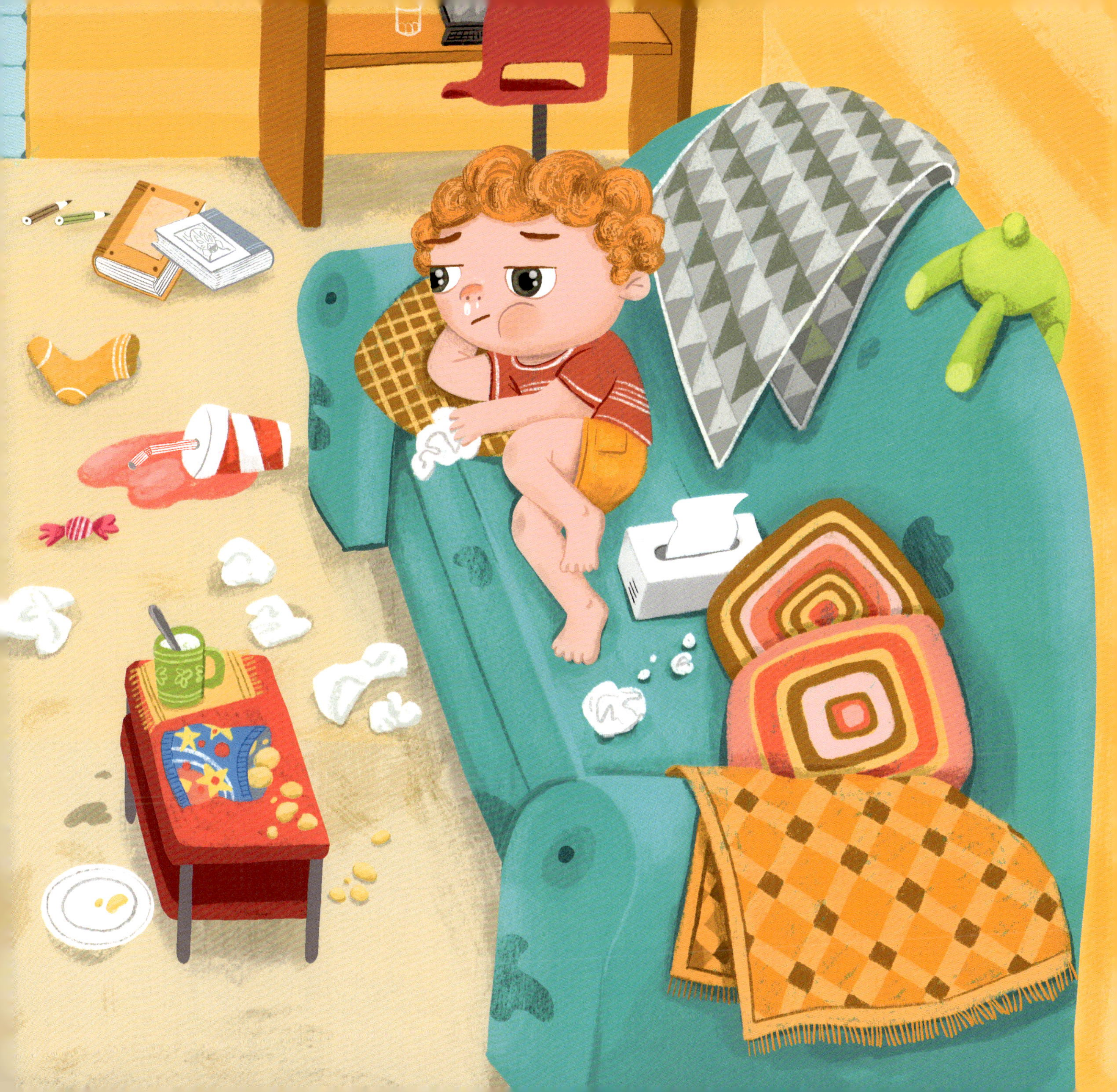

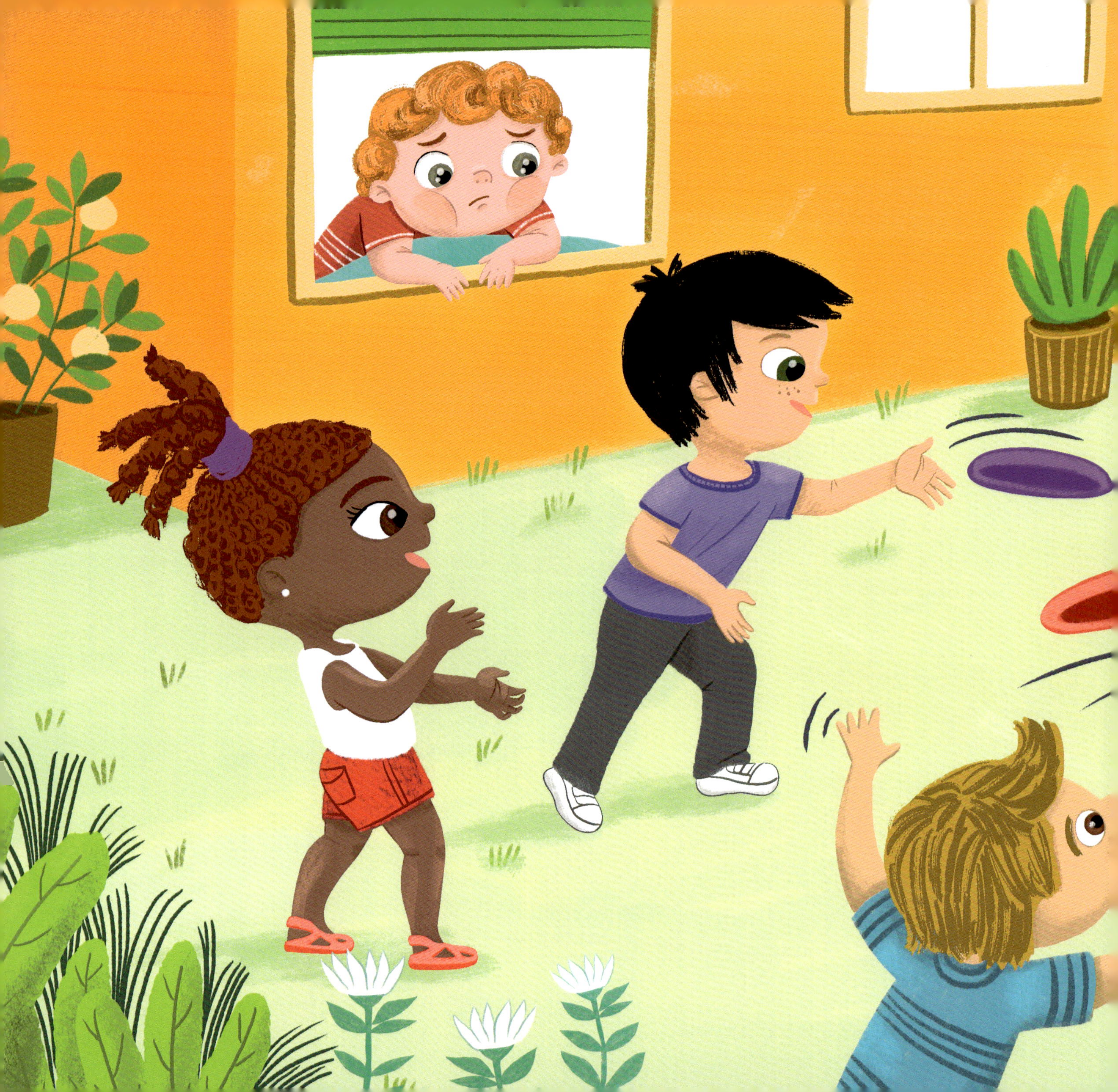

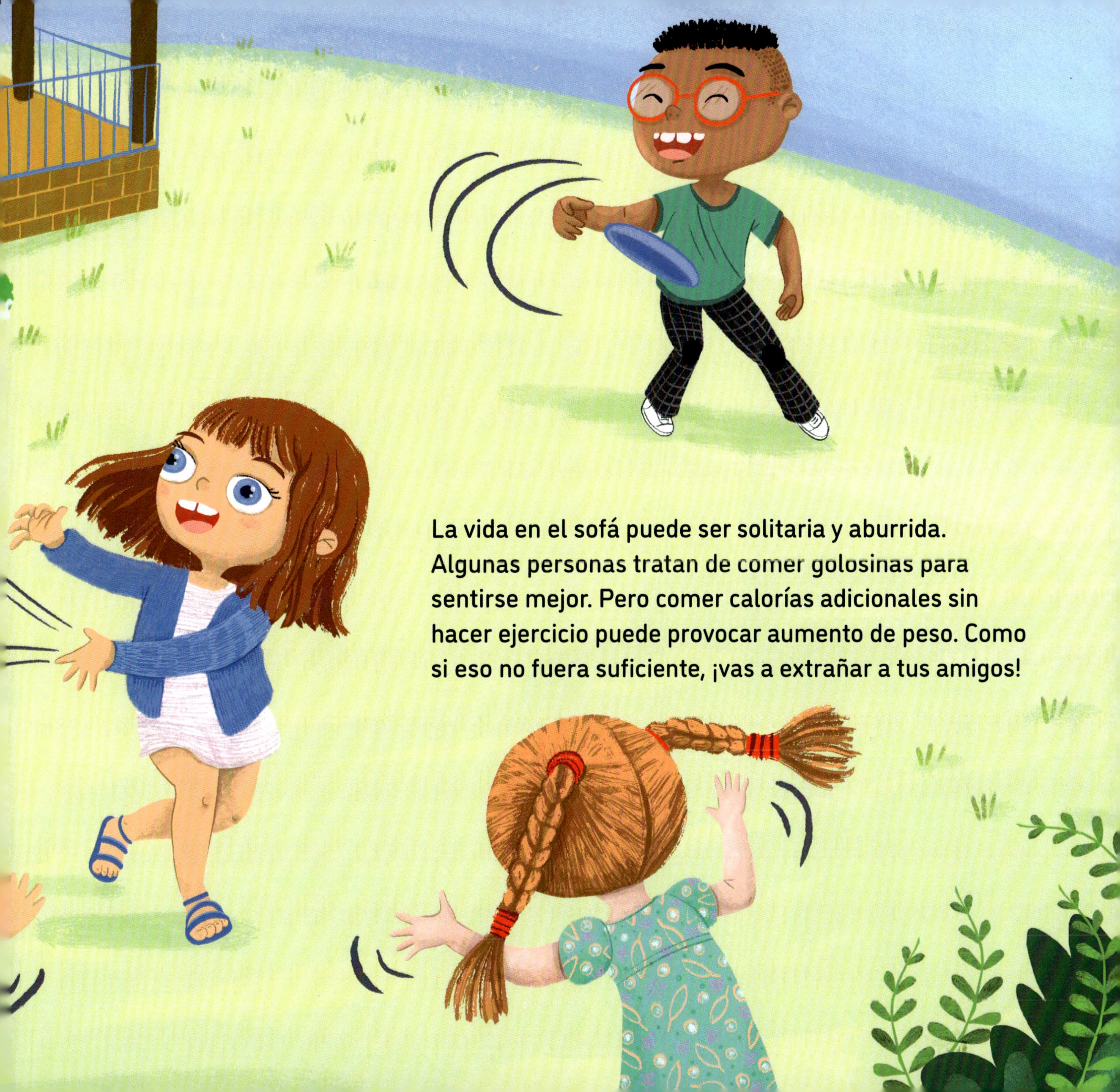

La vida en el sofá puede ser solitaria y aburrida. Algunas personas tratan de comer golosinas para sentirse mejor. Pero comer calorías adicionales sin hacer ejercicio puede provocar aumento de peso. Como si eso no fuera suficiente, ¡vas a extrañar a tus amigos!

Solo estar sentado todo el tiempo puede provocar colesterol alto. Con el tiempo, se acumulará placa en tus arterias. Esto dificulta que la sangre fluya hacia tu corazón. Cuando seas más grande, esto puede provocar enfermedades del corazón.

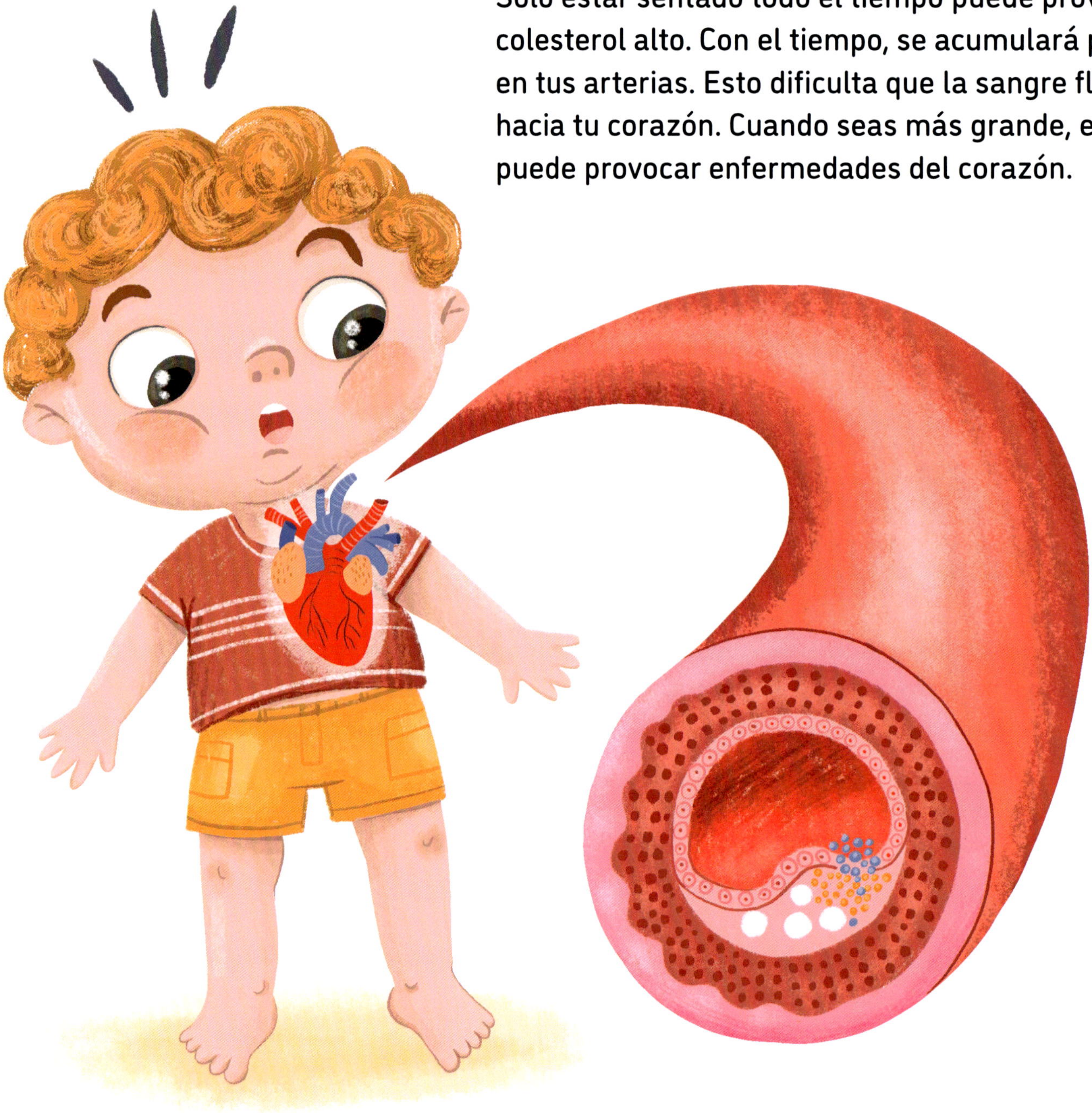

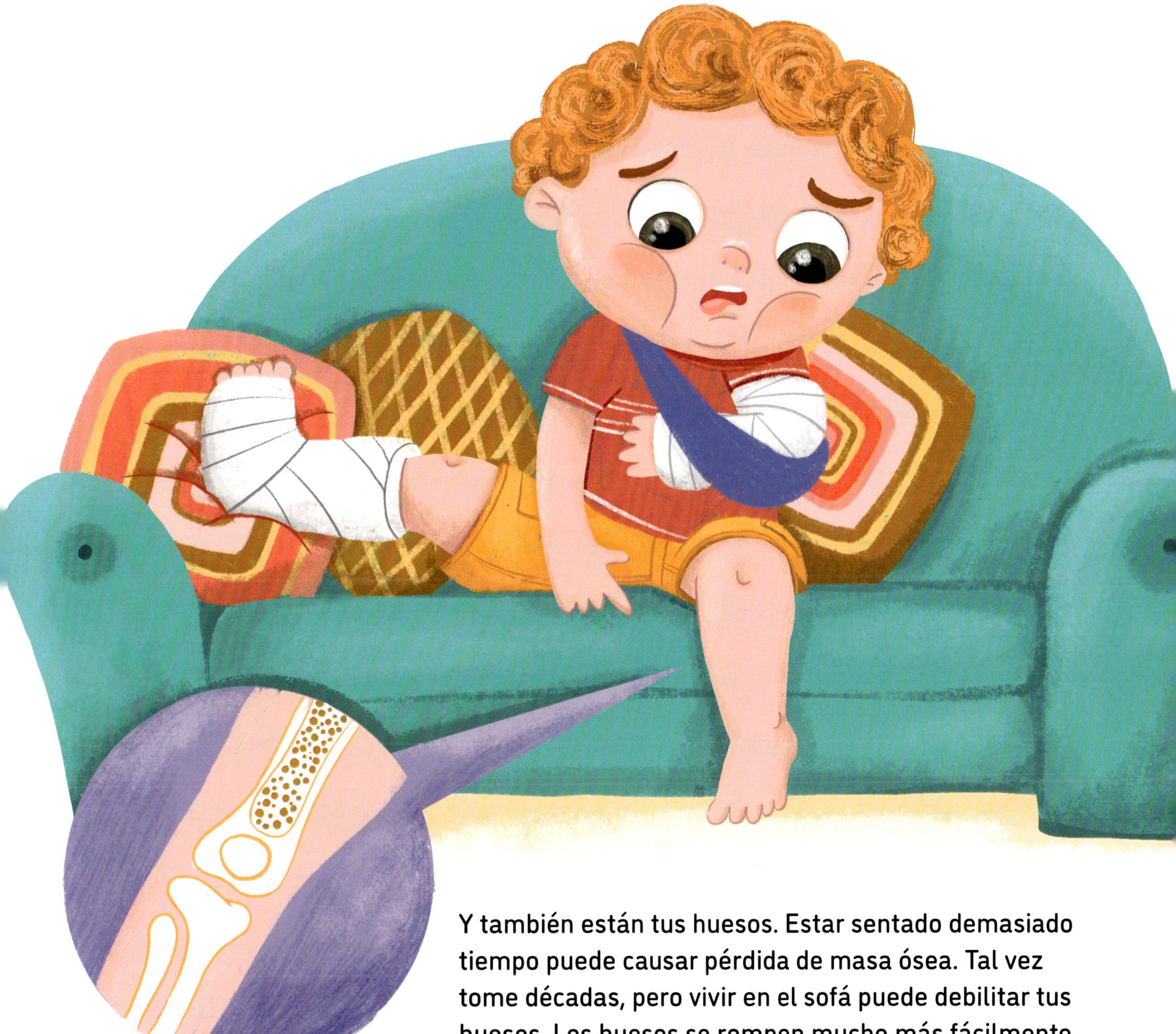

Y también están tus huesos. Estar sentado demasiado tiempo puede causar pérdida de masa ósea. Tal vez tome décadas, pero vivir en el sofá puede debilitar tus huesos. Los huesos se rompen mucho más fácilmente si son frágiles. ¿Te gusta estar enyesado?

Todo este tiempo sentado en el sofá ha hecho que tu nivel de energía baje. Necesitas moverte. Necesitas la luz del sol y el aire fresco. El sofá no es tu amigo. Espera. ¿Cuándo fue la última vez que viste a tus amigos?

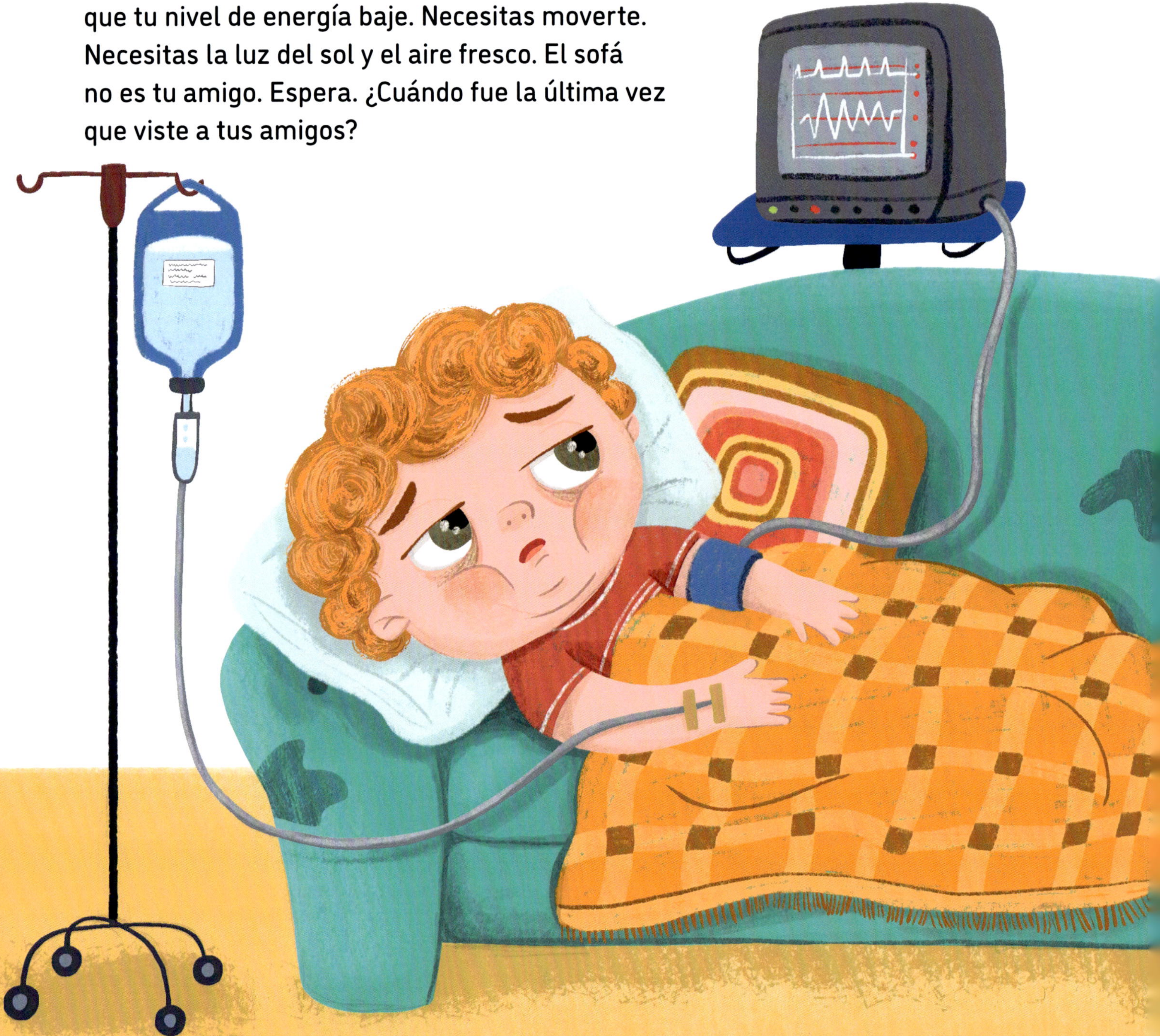

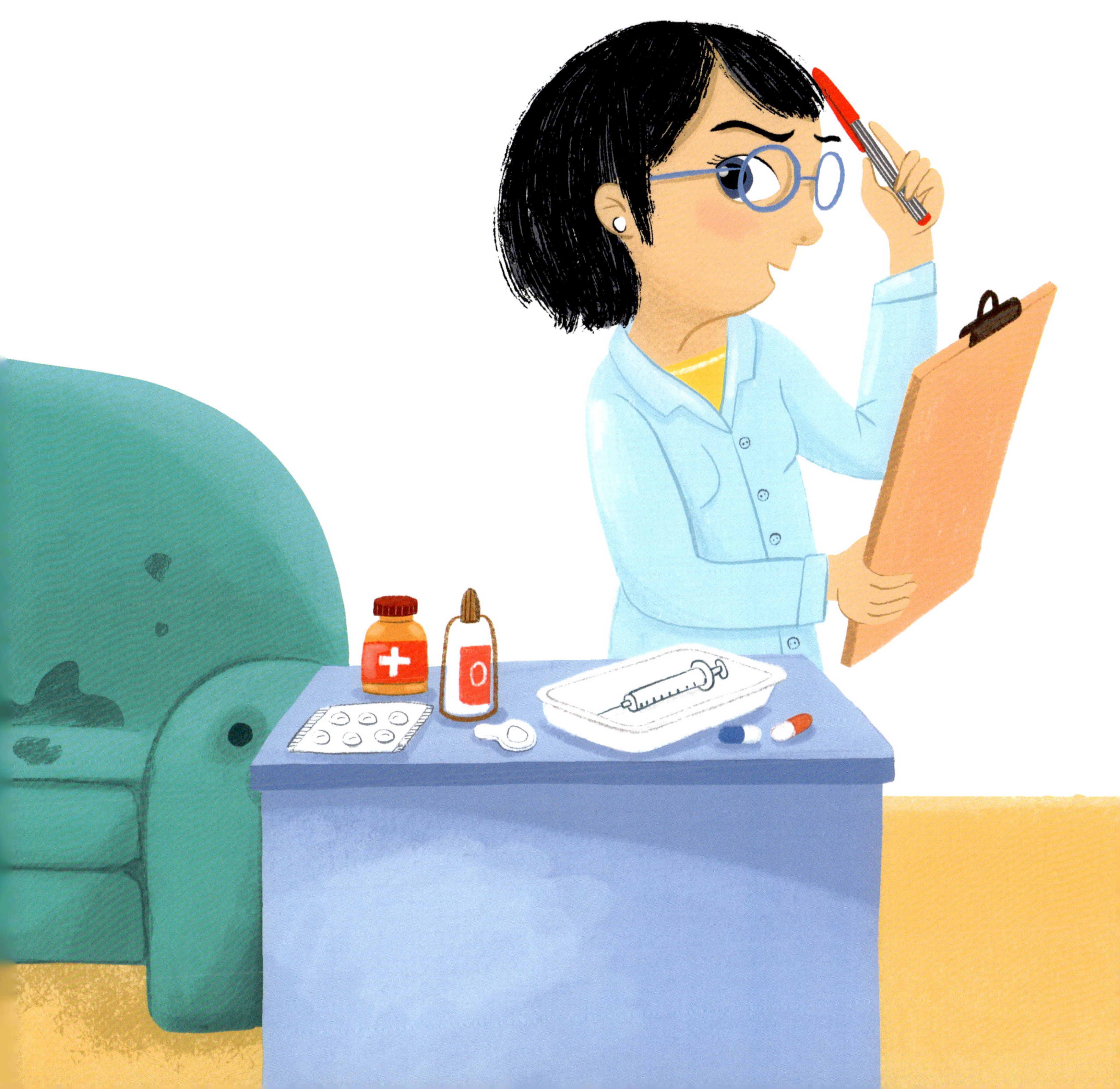

No hay forma de evitarlo. No dejar nunca el sofá acortará tu vida. La gente que casi siempre está sentada vive, en promedio, dos años menos que las personas activas.

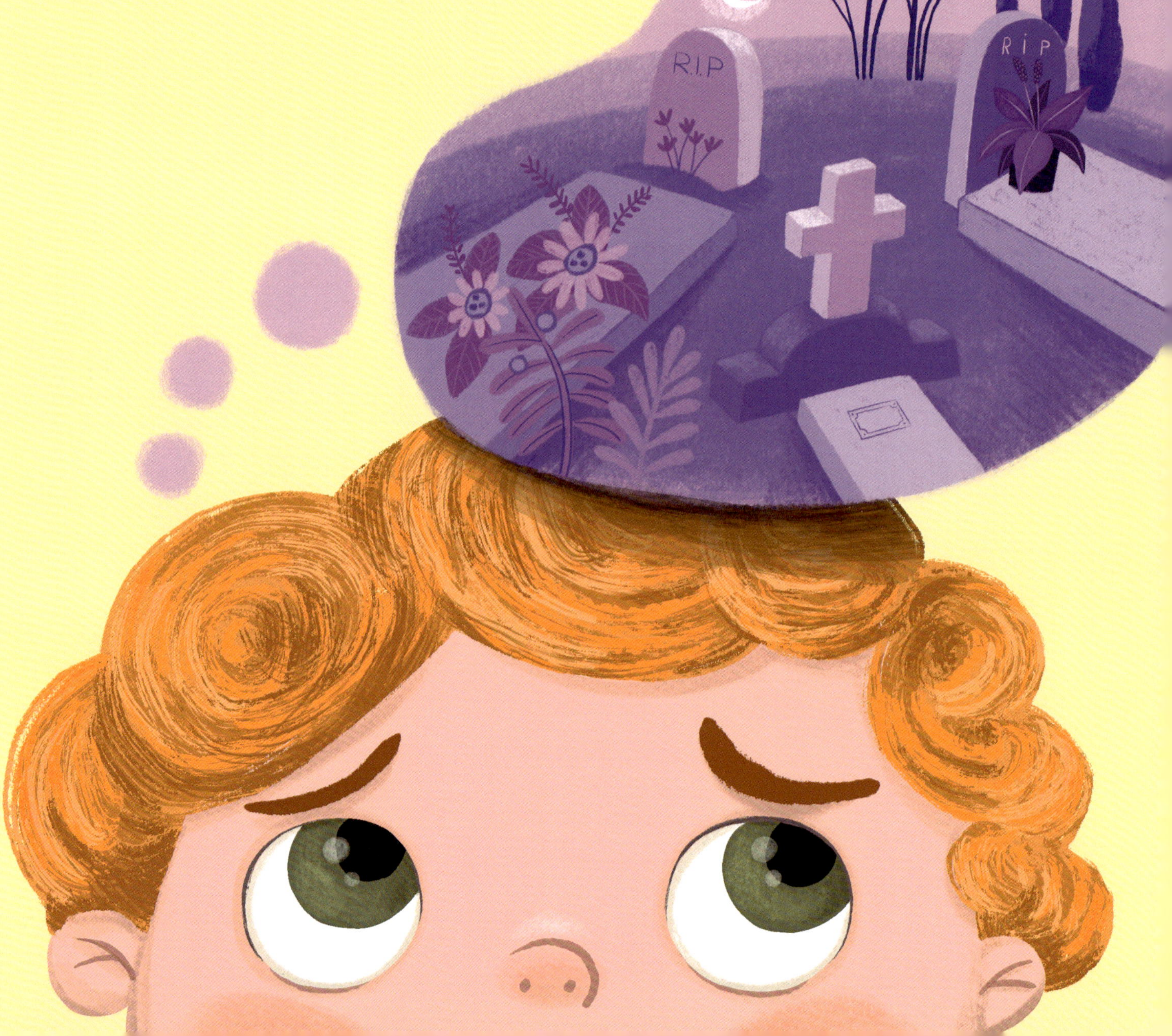

Claro, ver TV y jugar videojuegos es divertido. Pero no puedes hacerlo todo el día, todos los días. Tu cuerpo está hecho para moverse y visitar lugares. Así que...

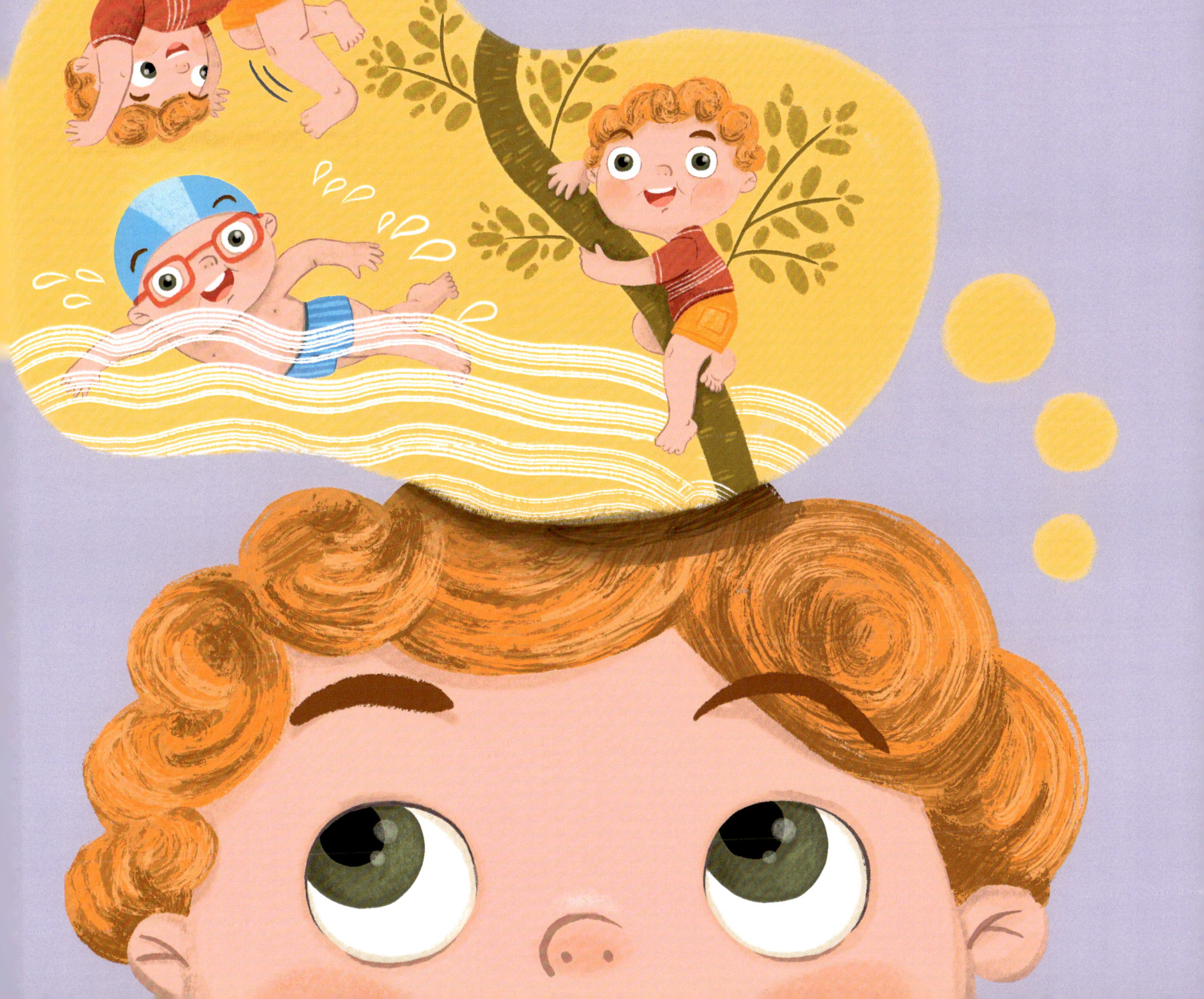

...¡levántate! Empiezas a pensar que tal vez deberías dejar ese sofá. La TV y los videojuegos pueden esperar. ¡Tienes que despertar tu cuerpo!

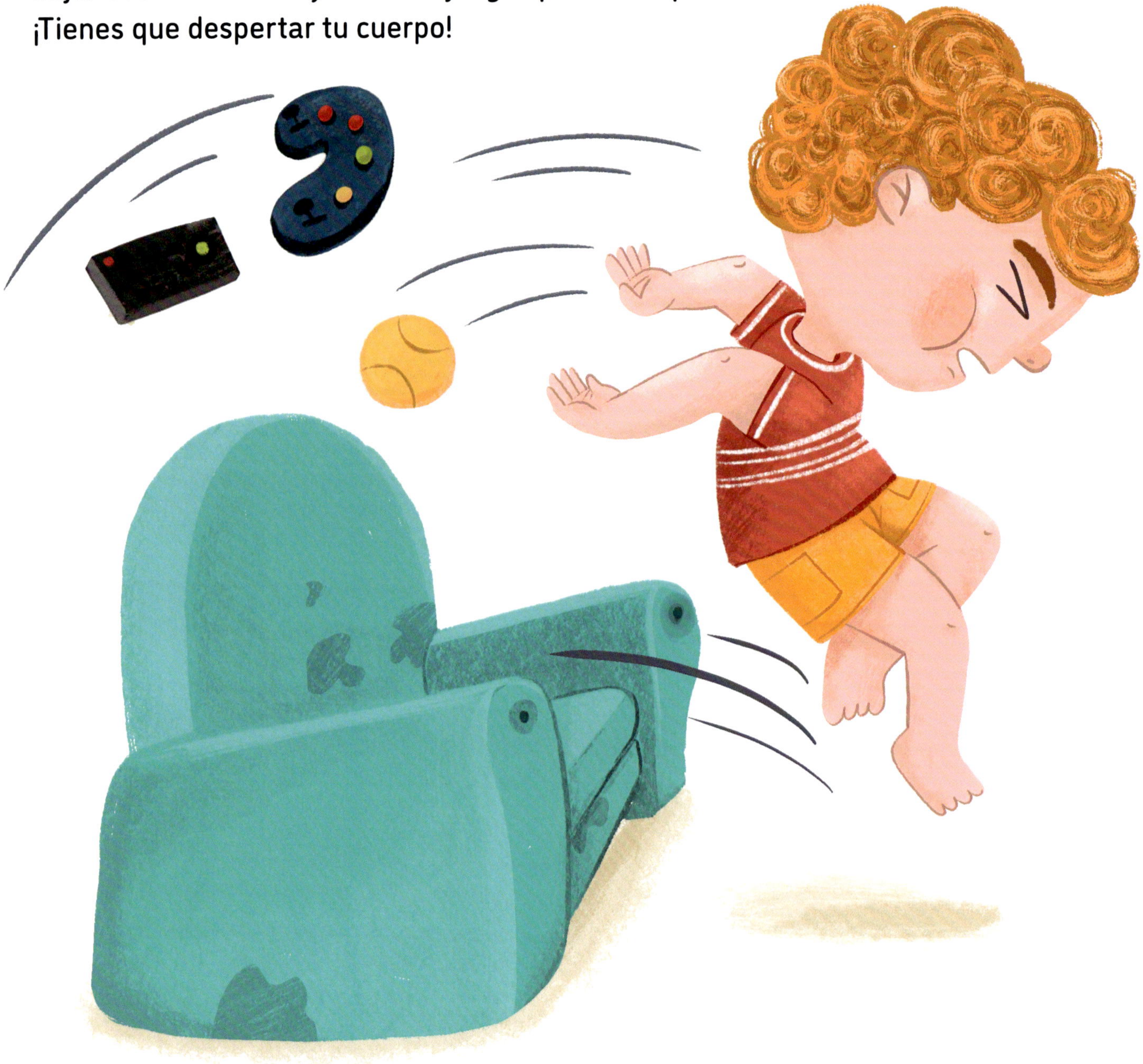

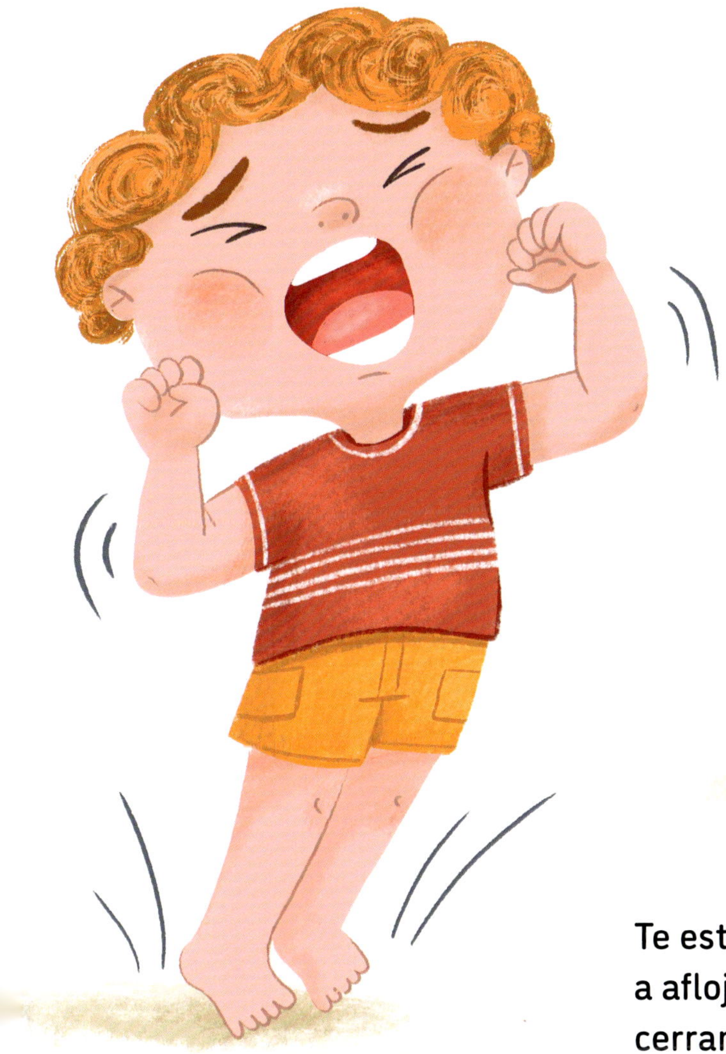

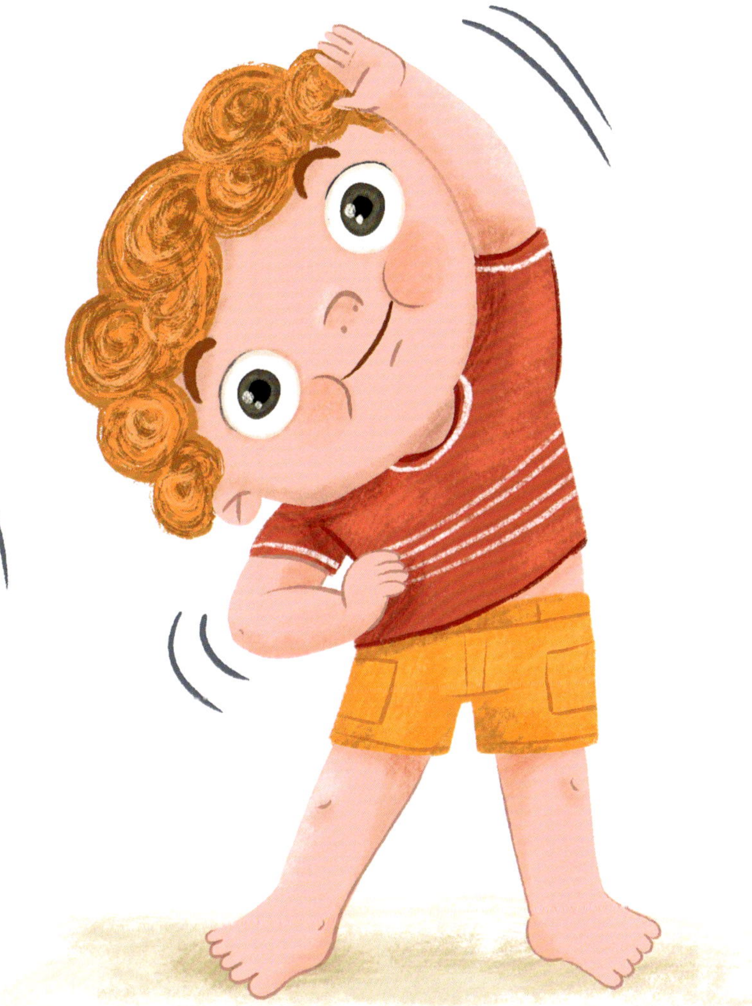

Te estiras. Tus músculos perezosos empiezan a aflojarse. Empiezas a saltar, abriendo y cerrando las piernas, para activar tu corazón. ¡Se siente bien volver a moverse!

¿Qué hay afuera? Finalmente, te aventuras a la calle. ¡Es genial pasear con tus amigos! Van de aventuras y exploran lugares nuevos. Practican deportes. ¡Y tu cuerpo se siente muy bien!

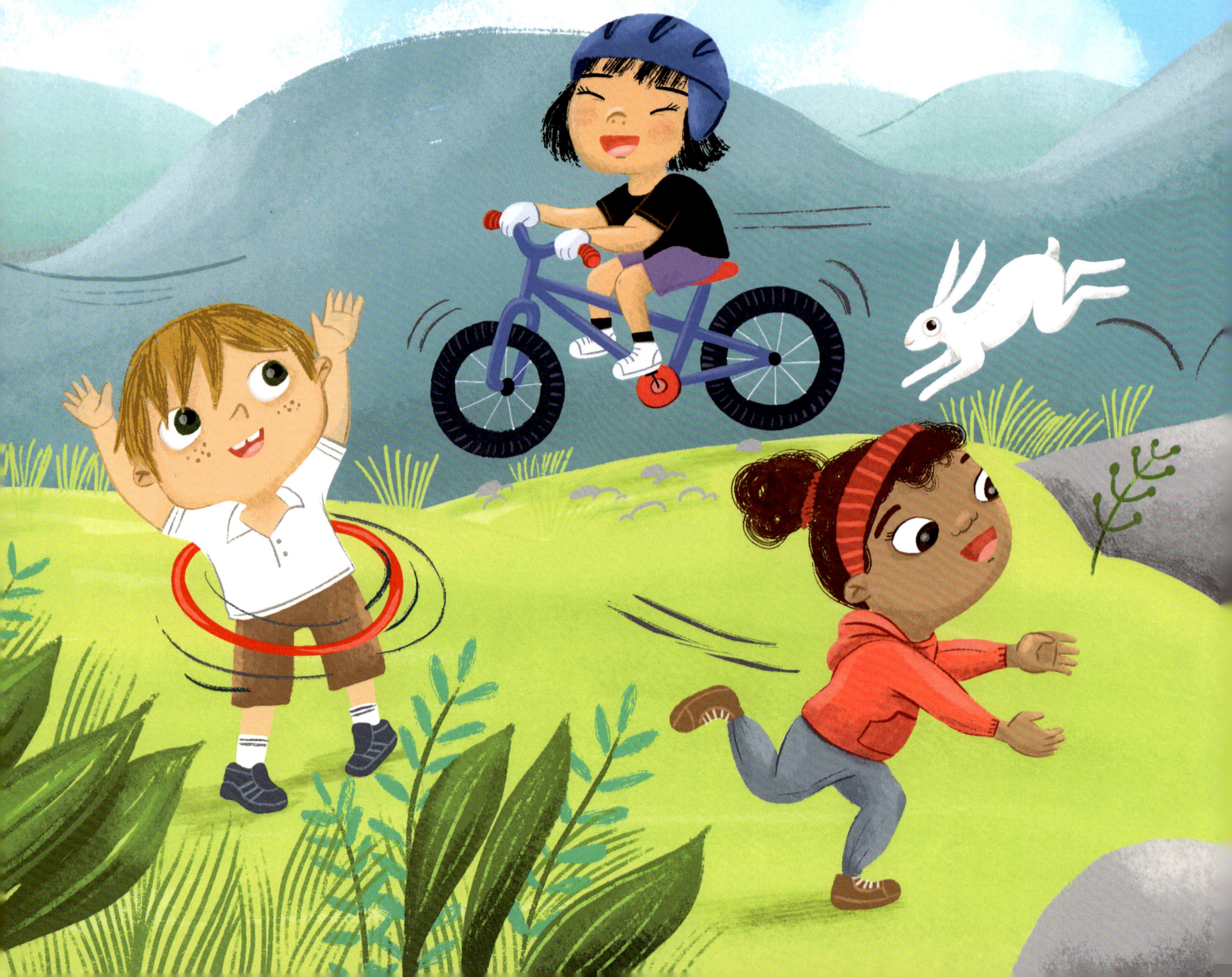

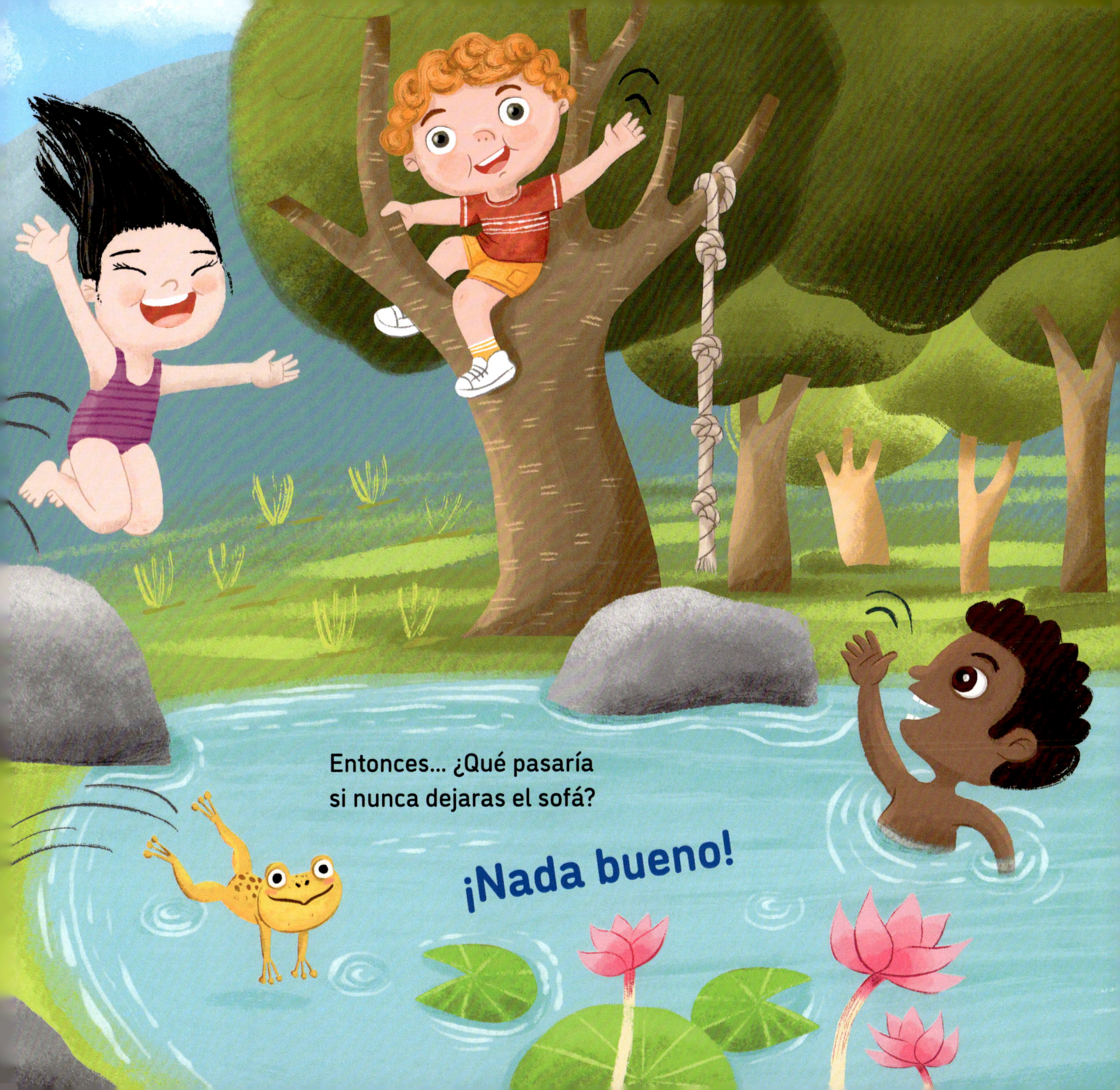

Entonces... ¿Qué pasaría si nunca dejaras el sofá?

¡Nada bueno!

Consejos para estar más activo

1. **Invita a tus amigos a la casa.** Jueguen un juego o practiquen un deporte al aire libre. Estar al aire libre es incluso más divertido cuando estás acompañado.

2. **Visita lugares en donde nunca hayas estado.** Pídeles a tus padres que te lleven a un parque o espacio natural nuevo.

3. **Date tiempo para estirarte y moverte, incluso si no puedes salir de casa.** Camina por tu casa o departamento. ¡Mantenerte activo todos los días te hace bien!

4. **¿No puedes decidir qué hacer?** Haz un frasco con actividades. Anota en papelitos cosas para hacer. Colócalos en el frasco. Deja que un amigo saque uno. ¿Quién sabe qué harás el día de hoy?

5. **Come al aire libre.** ¿Quién dice que tienes que estar en la cocina para almorzar o, incluso, desayunar?

6. **Vístete para la aventura.** Usa ropa fresca en verano y abrígate cuando haga frío. ¿Está lloviendo? ¡Lleva un paraguas!

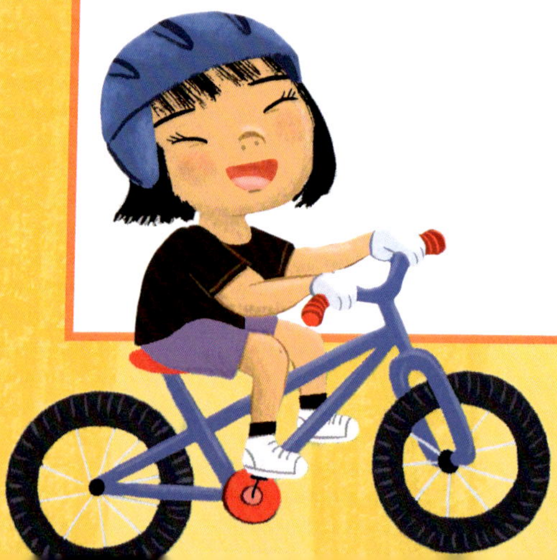

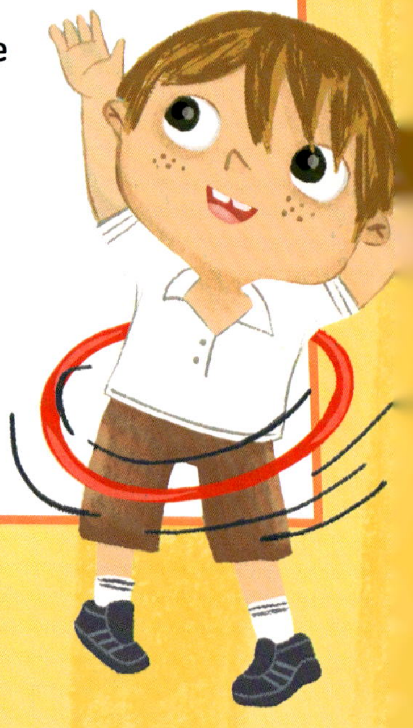

Datos curiosos

¡¡¡NO TENÍA NI IDEA!!!

¿Te sientes cansado? ¡Podrías tener bajos niveles de vitamina D! Si no obtienes suficiente, podrían dolerte los músculos y los huesos. Te sentirías de mal humor y con sueño.

¿EN SERIO?

Pasar tiempo fuera de casa puede ayudarte a dormir mejor por la noche. ¡Si juegas mucho; duermes mucho!

¡IMPOSIBLE!

¿No te sientes creativo? Estar al aire libre te puede ayudar. Las personas que pasan tiempo al aire libre pueden ser un cincuenta por ciento más creativas que aquellas que no salen de casa.

¿ES BROMA?

Las enfermedades del corazón no son divertidas. Puedes tenerlas a cualquier edad, pero principalmente las tienen los adultos de entre 35 y 64 años. ¡Las enfermedades del corazón pueden provocar dolor en el pecho, dificultad para respirar y, tal vez, ocasionar un ataque cardíaco!

¿DE VERAS?

Pasar tiempo al aire libre puede hacerte bien a la vista. ¡Los niños que crecieron jugando al aire libre necesitan lentes con menos frecuencia que aquellos que estuvieron dentro de casa todo el tiempo!

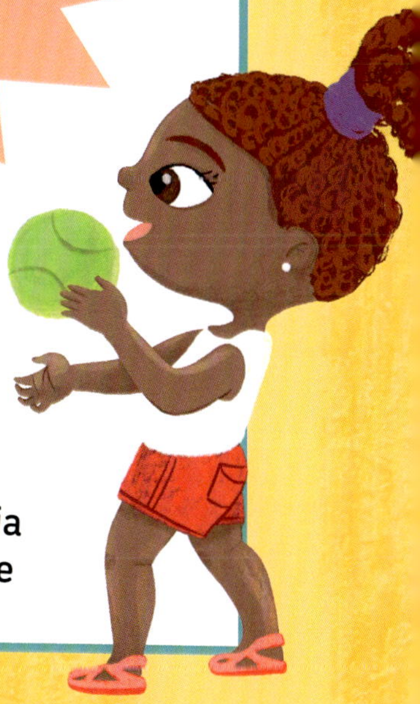

Glosario

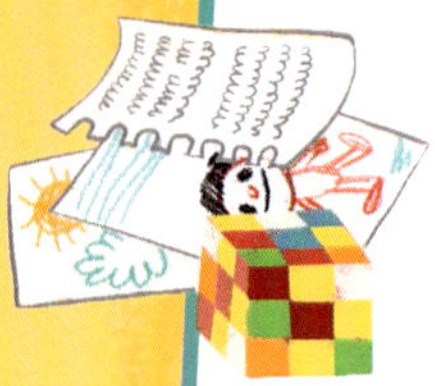

arterias: Tubos que llevan sangre del corazón a todas las partes del cuerpo.

bacterias: Criaturas diminutas que solo pueden verse con un microscopio y que viven dentro y fuera del cuerpo.

calcio: Un elemento que se encuentra en muchos alimentos y que el cuerpo necesita para desarrollar huesos y dientes fuertes.

colesterol: Un tipo de grasa que se encuentra en la sangre del cuerpo.

masa ósea: Medida de cuántos minerales contienen los huesos de una persona.

placa: Acumulación de grasas, colesterol y otras cosas que pueden bloquear tus arterias.

sistema inmune: Las partes del cuerpo que te protegen de las infecciones y enfermedades.

vitamina D: Nutriente que ayuda al cuerpo a construir huesos fuertes, mantiene saludable al corazón y combate infecciones.

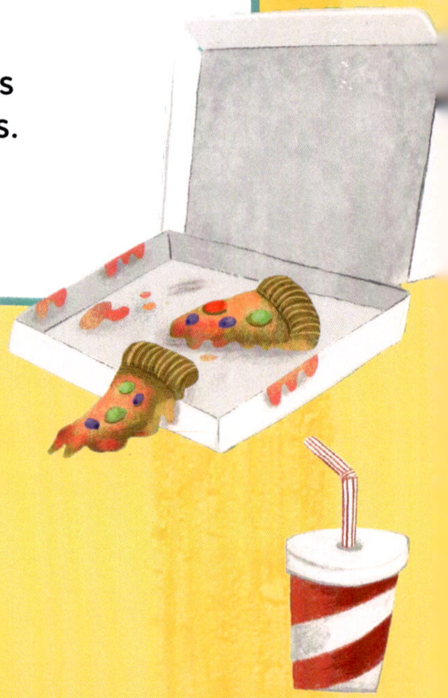